LETTRE

L'EMPRISONNEMENT CELLULAIRE

OU

INDIVIDUEL.

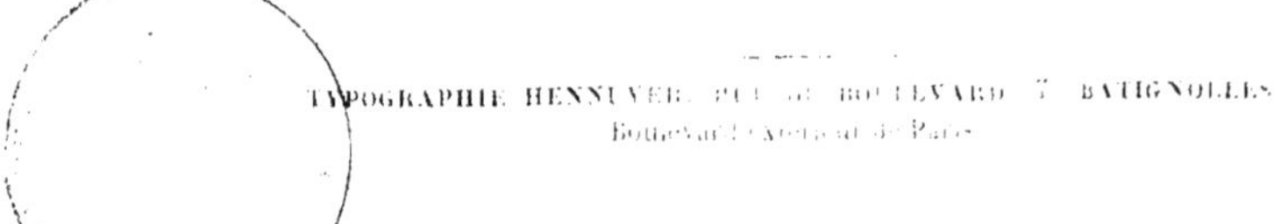

TYPOGRAPHIE HENNUYER, rue du BOULEVARD, 7, BATIGNOLLES.
Boulevard extérieur de Paris.

LETTRE

A M. ***

SUR

L'EMPRISONNEMENT CELLULAIRE

OU

INDIVIDUEL

PAR M. LÉLUT

Membre de l'Institut,
du Corps législatif,
du Conseil impérial de l'instruction publique,
du Conseil d'hygiène publique et de salubrité,
du Conseil général de la Haute-Saône,
médecin en chef de la troisième section des aliénées de l'hospice de la Salpêtrière,
ancien médecin de la prison du Dépôt des condamnés,
officier de la Légion d'honneur.

PARIS

AUGUSTE DURAND, LIBRAIRE-ÉDITEUR
RUE DES GRÈS, 7

1855

LETTRE

A M. ***

SUR

L'EMPRISONNEMENT CELLULAIRE

OU

INDIVIDUEL.

MONSIEUR ET CHER CONFRÈRE,

Vous me demandiez, il y a quelques jours, si j'avais lu divers opuscules récemment publiés sur l'emprisonnement cellulaire. Je vous répondis que je ne les avais pas lus. J'allais compléter cette réponse, quand l'arrivée d'un de nos confrères fit prendre un autre tour à la conversation. Ce que je ne pus pas vous dire alors, voulez-vous me permettre de vous l'écrire? Peut-être sera-ce pour moi l'occasion de quelques remarques utiles au triomphe de nos communes convictions en fait de réforme pénale.

Non, mon cher confrère, je n'ai pas lu les travaux publiés depuis quelque temps sur l'emprisonnement cellulaire. J'ajoute, et tel est l'objet de cette lettre, que tout probablement je ne les lirai pas, parce que tout probablement je ne lirai plus rien sur ce sujet. En matière d'emprisonnement, *mon siége est fait.* Il y a vingt ans au moins que j'en ai tracé les premiers *ouvrages*. Et maintenant, à mes yeux, la place est prise: que ses défenseurs le sachent ou ne le sachent pas, qu'ils le veuillent ou ne le veuillent pas. L'ennemi y est entré et n'en sortira plus: et cet ennemi, mon cher confrère, cet ennemi, c'est notre ami, l'emprisonnement cellulaire ou individuel. Il mettra, du reste, toute courtoisie à adoucir la défaite de son vieil et respectable adversaire, l'emprisonnement collectif. Il ne saurait oublier que cet adversaire est un devancier, qui a rendu à la société de longs et incontestables services.

Mais vous, mon cher et savant confrère, vous qui me demandez si je lis les publications nouvelles à l'endroit du système cellulaire, est-ce que vous avez la bonté de les lire? Est-ce que votre siége aussi n'est pas fait, et depuis bien plus longtemps que le mien? Est-ce qu'il n'y a pas bien plus long-temps que moi, et avec du canon de bien plus gros calibre, que vous démantelez la vieille citadelle, désormais croulante sur ses fondements? Est-ce que vous n'avez pas préparé les plus belles pierres du nouvel édifice que réclamait de plus en plus la défense de la société? Est-ce qu'à l'heure qu'il est, cet édifice n'est pas terminé? Est-ce qu'il est possible de vous en contester, à vous, à moi, à tous les juges compétents, la solidité et les mérites? Est-ce que, pour parler sans figure, et pour en revenir à votre question et à la mienne, est-ce que nous avons quelque chose à apprendre de ces élucubrations intenses, qui viennent, dans cette partie de la science des prisons, embarrasser le terrain, non plus de la discussion, mais de la construction, aux yeux au moins de ceux qui ne sont pas capables de distinguer le vrai sol des poussières que le vent y apporte?

Voyez-vous, mon cher confrère, et ceci encore vous le

savez comme moi, mais je me permets de le rappeler au public sous votre éminent patronage; il y a dans toutes les questions, dans celles surtout qui, par quelque côté, semblent tomber dans le domaine de tout le monde, il y a dans toutes ces questions, et contre leur prompte solution, une grande difficulté, une grande plaie, la plaie de l'*invasion des incompétences*. Cette plaie, dans la question de l'emprisonnement et en particulier dans celle de l'emprisonnement pénitentiaire, a pris un effrayant caractère; elle est devenue un véritable chancre. Sous un prétexte ou sous un autre, les hommes les moins autorisés se sont jetés sur cette question du système pénitentiaire, comme sur une proie à la curée. Les uns traitent du système, pour en avoir lu quelque chose dans un roman de Dickens; d'autres, pour l'avoir vu fonctionner à travers le trou de la serrure; d'autres, pour n'en avoir jamais rien vu et avoir tenu à ne rien en voir. Et il est résulté de cette mêlée la masse la plus indigeste et la plus inutile d'*in-octavo* et de brochures. J'ai lu de ces publications un nombre considérable; mais j'en ai fini avec ce devoir. Pour attirer mon attention sur ce sujet, comme sur bien d'autres, désormais livres et auteurs doivent se présenter dans de plus respectueuses conditions.

Mais je suppose, mon cher confrère, je suppose qu'un nouveau travail, qui plus est, un travail ami, sur le système cellulaire, me paraisse réunir, soit en lui-même, soit dans son auteur, ces conditions de valeur et de notoriété qui peuvent appeler sur lui la vue; prendrais-je la peine de le lire? C'est en vérité tout au plus; et si je m'imposais cette tâche, ce ne sera guère que par un mouvement de curiosité, me demandant si dans ce travail la question et sa solution ont reçu quelque apparence nouvelle, et si le mérite de la forme y rachète l'évidence désormais nauséabonde du fond.

Oui, évidence nauséabonde! oui, la question du système cellulaire, et de son évidente vérité et de sa nécessité non moins évidente, est devenue nauséabonde. Toujours répéter que le soleil luit! qu'y aurait-il de plus insupportable? Il n'y a que les aveugles-nés pour qui seraient tolérables de nouveaux essais de démonstration de cette vérité!

N'y a-t-il pas, en effet, quelque chose de rebutant et d'humiliant à la fois à répéter et à *redémontrer* des propositions telles que les suivantes, qui représentent, dans leur ensemble, les principes, les conditions et les résultats de l'emprisonnement individuel?

I. Il est bon, il est nécessaire que les criminels condamnés soient rigoureusement isolés les uns des autres : pour qu'ils ne se corrompent pas les uns les autres; pour que l'action réformatrice de cette société, qu'ils ont attaquée, s'exerce plus efficacement sur eux ; pour que dans la prison ils ne se connaissent pas; qu'à leur sortie ils ne se reconnaissent pas, et qu'ainsi ils ne puissent s'associer pour de nouveaux délits et de nouveaux crimes.

II. Un tel mode d'incarcération n'aura aucun danger, soit pour la santé du corps, soit pour celle de l'esprit, s'il est pratiqué, ET IL L'EST, dans les conditions suivantes.

1° Une cellule, ou plutôt une chambre de 30 à 35 mètres cubes d'étendue, qui permette au détenu le mouvement qui lui est nécessaire, et l'exercice encore plus nécessaire d'un métier;

2° Une ou deux heures de promenade par jour, autant, au moins, qu'en permet l'emprisonnement en commun;

3° De bonnes et instructives lectures, dans l'intérieur de la cellule, alternant avec le travail ;

4° Des communications journalières, très‑fréquentes, avec des membres de la société honnête, directeurs, aumôniers, instituteurs, médecins, membres des Parquets, des Cours, des associations charitables, agents des travaux, contre‑maîtres, gardiens. Ces gardiens, par lesquels je termine à dessein cette liste, restent la plupart du temps, dans les galeries de la prison, les bras croisés, à ne rien faire. On les utilisera, quand on le voudra, à des communications avec les détenus, dont la fréquence pourra n'avoir de limites que les dangers de son excès. Et ces communications acquerront une utilité, une efficacité croissante, à mesure que le corps des gardiens s'améliorera, suivant ce que nécessite l'essence même, l'essence moralisatrice, du système cellulaire.

Non‑seulement il n'est pas possible qu'un tel mode d'emprisonnement, pratiqué dans de telles conditions, donne lieu à un plus grand nombre de cas de mort et de folie que n'en occasionne l'emprisonnement collectif, mais en fait cela n'est pas. Je l'ai démontré surabondamment dans une foule de documents, résultat d'examens, de visites, de voyages, de comparaisons de toute sorte [1]. La mortalité

[1] Voici une liste indicative de ce que j'ai fait et publié de principal sur les questions pénales, et en particulier sur celle de l'emprisonnement.

1° *De l'Influence de l'emprisonnement cellulaire sur la raison des détenus*; mémoire lu à l'Académie des sciences morales et politiques, dans sa séance du 23 mars 1844; publié intégralement : 1° dans les tomes III et IV des *Annales médico-psychologiques*; 2° dans la *Défense* et la folie sont, comme elles doivent l'être, moindres dans l'emprisonnement individuel que dans l'emprisonnement en commun. Sur ce point, et je crois en avoir le droit, j'opposerais, comme dernière réponse, aux faits allégués contradictoirement (non aux personnes qui les allèguent, le savoir-vivre défend d'aller jusque-là) la qualification un peu rude qu'appliquait à certains adversaires ce père capucin dont Pascal a placé l'histoire dans sa quinzième Provinciale.

du projet de loi sur les prisons, par M. Moreau-Christophe, 1844, pages 19 et suivantes de l'*appendice*.

2° *Note médico-légale à propos de condamnations prononcées par les tribunaux*, etc., dans les *Annales médico-psychologiques*, tome III, pages 152 et suivantes.

3° *Observations faites dans les prisons et dans quelques établissements de charité*, durant un voyage en Italie et dans le Midi de la France, en 1845, et adressées à M. le ministre de l'intérieur ; inédites et dans les cartons du ministère.

4° *Une Visite aux prisons cellulaires de France*, mémoire extrait d'un rapport adressé, en 1846, à M. le ministre de l'intérieur ; lu à l'Académie des sciences morales et politiques, dans sa séance du 17 octobre 1846 ; publié dans le *Compte rendu des séances et travaux de cette Académie*, tome X, page 521 et suivantes, et dans le *Moniteur*, nᵒˢ du 11 et du 15 janvier 1847.

5° *Dernière Visite aux prisons cellulaires de France, de Belgique et de Hollande* ; rapport à M. le ministre de l'intérieur, 1847 ; inédit ; dans les cartons du ministère.

6° *Rapport sur l'ouvrage de M. Bonneville, ayant pour titre : Traité des diverses institutions complémentaires du système pénitentiaire* ; lu à l'Académie des sciences morales et politiques, dans les séances du 28 août et du 4 septembre 1847 ; publié dans le *Compte rendu des séances et travaux de l'Académie*, tome XII, page 225 ; dans le *Mo-*

III. Oui, l'emprisonnement individuel doit être la base de tout système de répression pénale. Mais qui est-ce qui nie que cette règle ne puisse recevoir des exceptions, déterminées par son principe même? Pourquoi veut-on séparer absolument les détenus les uns des autres? Je l'ai dit et je le répète, pour qu'ils ne se corrompent pas les uns les autres; pour qu'ils ne se connaissent pas, qu'à leur sortie ils ne se reconnaissent pas, ne s'associent pas; et on le veut dans leur intérêt et dans celui de la société. Pense-t-on qu'au point de

teur du 11 janvier 1848; dans la *Revue de législation* de la même année.

7° Article PRISONS, du *Dictionnaire de médecine usuelle*, tome II, 1849.

8° *Rapport* sur un ouvrage de M. Ferrus, intitulé : *Des Prisonniers, de l'emprisonnement et des prisons;* lu à l'Académie des sciences morales et politiques, dans sa séance du 1ᵉʳ juin 1850; publié dans le *Compte rendu* des séances et travaux de l'Académie, tome VIII, 2ᵉ série, page 27, et dans le *Moniteur* du 10 juillet 1850.

9° *Rapport* à M. le préfet de police, sur la question des suicides observés dans la prison cellulaire de Mazas; in-4°, 1852; dans les *Rapports de la Commission chargée de l'examen des conditions physiques et morales de cette prison.*

10° *Mémoire sur la déportation,* lu à l'Académie des sciences morales et politiques, dans sa séance du 8 janvier 1853; publié dans le *Compte rendu* des séances et travaux de l'Académie, tome III, 3ᵉ série, p. 555 et suivantes.

11° *Mémoire sur le caractère et les conditions de l'emprisonnement cellulaire,* lu à l'Académie des sciences morales et politiques, dans sa séance du 15 janvier 1853; publié dans le recueil sus-indiqué, même tome, pages 379 et suivantes.

12° *Discours sur la déportation,* prononcé devant le Corps législatif, dans la discussion du projet de loi relatif à l'exécution de la peine des travaux forcés, le 2 mai 1854.

vue de ces deux intérêts, il y ait telles ou telles catégories
de détenus pour lesquelles n'existent pas ces résultats et ces
dangers de l'emprisonnement collectif? Qu'on ne leur applique pas, si l'on veut, l'emprisonnement individuel, ou
qu'on le leur applique moins rigoureusement. Croit-on que
tel soit, par exemple, le cas des enfants et des femmes, et je
ne préjuge rien sur cette question ; qu'on ne les mette pas
en cellule, ou qu'on ne les y mette que durant la nuit. A-t-on
affaire à des criminels qui ne doivent plus rentrer dans la
société? qu'on agisse à leur égard comme on l'entendra ; en
n'oubliant pas toutefois que ces criminels ont une âme, dont
la santé et le salut n'ont pas grand chose à gagner au régime
de l'emprisonnement en commun. Enfin, qu'on examine,
qu'on distingue ; qu'on détermine toutes ces exceptions. La
règle n'en sera que plus sûre et son application plus ef-
ficace.

IV. Le système de l'emprisonnement individuel, a-t-on
objecté, coûtera plus à établir que le système de l'emprisonnement collectif. — On peut démontrer le contraire en
quelques phrases, et, bien que ce soit ici une question de
chiffres, sans poser un seul chiffre.

Apparemment que, si l'on veut conserver l'emprisonnement collectif, c'est avec l'intention de tant soit peu l'a-
méliorer, non pas seulement dans ses murailles, ses préaux
et ses cuisines, mais dans ce qui touche à l'esprit et au
cœur des misérables qui y sont soumis. Apparemment qu'on
tient à en faire disparaître, entre autres plaies, résultat
fatal de leur contact, cette gangrène du corps et de l'âme
où revit l'infamie de ces deux villes qu'en un jour de juste
colère engloutit le feu du ciel dans les gouffres de la mer

Morte. Or, cela est tout à fait impossible avec le système
de l'emprisonnement collectif de nuit, ou le système des
dortoirs. Les hommes pratiques en matière de prisons, et.
par exemple, les directeurs et les gardiens, sont unanimes
sur ce point. Il faut donc une cellule de nuit pour chaque
détenu ; car une cellule pour deux détenus, ou pour trois
ou quatre détenus, serait chose encore bien moins propo-
sable que la promiscuité du dortoir. Mais une cellule de
10 à 15 mètres cubes de développement sera à peu près
aussi chère à établir qu'une cellule de 30 mètres. De plus.
avec des cellules où les détenus ne font que coucher, il est
besoin d'ateliers pour le travail de jour, et les ateliers, terrain et bâtiments, coûteront sans doute quelque chose. On
peut donc dire, si désormais cela a besoin d'être dit, que
le système d'emprisonnement collectif, auquel on tiendra
à ne pas joindre le système des villes de la mer Morte, sera
d'un tiers plus coûteux que le système d'emprisonnement
individuel de jour et de nuit.

V. Il y a encore une singulière assertion, mon cher
confrère, que je me permettrai de vous rappeler, et qui a
dû plus d'une fois provoquer votre sourire comme elle a
provoqué le mien. On a dit, ou à peu près, que le système
de l'emprisonnement individuel, que nous regardons, que
chacun regarde comme essentiellement moralisateur, a en
effet tellement ce caractère, qu'il pourrait pécher par excès. N'isolez donc pas autant, s'est-on écrié, les détenus,
les mauvais sujets, les uns des autres; vous allez les dés-
habituer du vice et du crime, les empêcher, tout au moins,
de lutter, en braves champions, avec eux. En ne les met-
tant en contact qu'avec des membres de la société honnête,
en éloignant ainsi d'eux toute occasion de mauvais conseil

ou de mauvais exemple, vous paralysez leur force morale, dont l'exercice leur est interdit ; et lorsque vous les rendrez à la liberté, vous les y rendrez dans un état de faiblesse, source d'une rechute immédiate. Dans tous les cas, vous ne savez pas quel fond vous pouvez faire sur leur affermissement dans le bien.

Cela a été dit, imprimé ; cela a même été réfuté. Je n'ai rien à dire contre la réfutation, sinon que l'intention en était excellente ; mais il y a des allégations qui ne se réfutent pas.

Mais je vois que je deviens long, mon cher confrère, contre ma volonté et mon dessein. Mes phrases, que je voulais faire courtes, mes phrases deviennent des paragraphes, mes paragraphes des pages. Il est temps que je termine : sans cela je n'aurais pas le courage de me relire, pas plus que je n'aurai désormais celui de lire ce qui s'écrit sur le sujet de cette lettre. Dans le petit nombre des travaux pour lesquels je pourrais manquer à cette résolution se trouveraient assurément ceux que vous croiriez devoir consacrer encore à la question pénitentiaire. Mais je n'irais point y puiser les éléments d'une conviction qui depuis longtemps n'est plus à faire, et à laquelle vous avez tant aidé. Pour moi, comme pour vous, et aussi inébranlablement, le principe de la séparation absolue des condamnés est un de ces principes qui font honneur à la civilisation moderne, et dont l'application sera une de ses garanties. Cette application marche et marchera en dépit de tous les obstacles et malgré tous les aveuglements ; et ce serait peine superflue que de chercher à lui venir en aide. En ce qui me regarde, c'est ce que je compte bien ne plus faire. La vie est si courte, et le champ des investigations que commande l'avenir de la société est si vaste, qu'il y aurait de la folie à venir remettre la charrue là où la moisson n'attend plus que la faucille.

Il ne me reste donc plus, mon cher et savant confrère, qu'à vous prier de recevoir la nouvelle et déjà ancienne expression de mes sentiments bien dévoués.

Lélut.

Paris, ce 15 mars 1854.